ESSAI

SUR

LES CAUSES DES DYSPEPSIES

ET SUR LEUR TRAITEMENT

Par l'eau minérale de Mauhourat (à Cauterets),

AVEC UNE NOUVELLE ANALYSE DE CETTE EAU

PAR

Le Dr Louis BYASSON,

Médecin consultant aux eaux de Cauterets.

PARIS

GERMER BAILLIÈRE, LIBRAIRE - ÉDITEUR

rue de l'École-de-Médecine, 17.

1874

ESSAI

SUR

LES CAUSES DES DYSPEPSIES

ET SUR LEUR TRAITEMENT

Par l'eau minérale de Mauhourat (à Cauterets),

AVEC UNE NOUVELLE ANALYSE DE CETTE EAU

PAR

Le Dr Louis BYASSON,

Médecin consultant aux eaux de Cauterets.

PARIS

GERMER BAILLIÈRE, LIBRAIRE-ÉDITEUR

rue de l'École-de-Médecine, 17.

1874

ESSAI

SUR

LES CAUSES DES DYSPEPSIES

ET SUR LEUR TRAITEMENT

Par l'eau minérale de Mauhourat (à Cauterets),

AVEC UNE NOUVELLE ANALYSE DE CETTE EAU.

INTRODUCTION.

Le sujet de cette thèse, par la nature des questions qu'il soulève, est hérissé de nombreuses difficultés et nous l'abordons avec une certaine timidité. Cependant depuis longtemps plusieurs faits nous avaient donné l'idée de faire quelques recherches dans cette voie.

En 1872, nous avons suivi les brillantes leçons sur les eaux minérales de notre très-vénéré et très-cher maître M. le professeur Gubler. Dans une de ses leçons, le savant professeur déclara qu'il fallait bien se garder de commencer toujours le traitement par les ferrugineux chez les chlorotiques et chez les anémiques. Dans les chloroses à forme torpide, nous disait-il, il faut commencer par fouetter la circulation, et on emploiera avec fruit, ajoutait le professeur, certaines eaux minérales.

Nous rapprochâmes bien vite cette donnée d'une autre considération. Chaque année à Cauterets, station thermale des Hautes-Pyrénées, les médecins consultants disent hautement que l'eau de Mauhourat leur rend de grands services chez beaucoup de leurs malades. Par l'administration sage et réglée de cette eau, des personnes faibles, languissantes, privées d'appétit, voient peu à peu leurs digestions reprendre leur cours normal et leurs forces revenir.

Nous nous sommes mis dès lors à étudier attentivement la physiologie de la digestion et de l'absorption, comparant, autant que possible, tout ce que nous savons aujourd'hui sur ces deux importantes fonctions, à ce que nos maîtres ont écrit sur la pathogénie et l'étiologie des dyspepsies. Il nous a semblé qu'un point important avait été négligé dans cette étiologie et nous nous sommes décidé à aborder certains côtés de cette vaste question.

La station de Cauterets offre, par la variété de ses sources, un champ de thérapeutique déjà exploré. Ce travail inaugural nous permettra, nous l'espérons, d'appliquer la méthode expérimentale et scientifique à l'interprétation de faits depuis longtemps observés. Mais, disons-le tout de suite, dans cet essai nous avons voulu simplement indiquer de quel côté nous dirigerions plus tard nos recherches et nous espérons qu'alors, aidé par l'expérience que donne la pratique et par les conseils de nos excellents maîtres, nous pourrons poursuivre avec fruit une étude que nous ne faisons aujourd'hui qu'ébaucher.

En attendant, nous prions nos juges de vouloir bien nous accorder l'indulgence que mérite un sujet aussi difficile.

Avant de commencer, qu'il nous soit permis de remercier notre frère, M. le Dr Henri Byasson, pour le concours qu'il nous a prêté dans ce travail et surtout dans la nouvelle analyse que nous donnons de l'eau de Mauhourat.

Nous remercions aussi et M. le professeur Gubler, notre maître, et M. Constantin Paul, professeur agrégé, dont les conseils nous ont été si utiles au milieu des difficultés d'un sujet si mal connu.

DIVISION DU SUJET.

Comme l'indique le titre de notre thèse, nous avons tenu à nous restreindre beaucoup, et suivant les conseils de nos maîtres, nous avons pris pour base et pour guide, les lumières de la physiologie, cette science si féconde en applications.

Dire quelques mots sur l'historique de la question, présenter une classification des causes des dyspepsies et les décrire rapidement ; enfin donner une nouvelle analyse de l'eau de Mauhourat et essayer une explication du traitement par cette eau de quelques formes de dyspepsies, telle est la division de notre sujet.

PREMIÈRE PARTIE.

Causes des dyspepsies.

CHAPITRE PREMIER.

HISTORIQUE ET IDÉE GÉNÉRALE DES DYSPEPSIES.

§ I. *Historique.*

Les troubles qui peuvent survenir du côté des fonctions digestives ont été de tout temps l'objet des descriptions des observateurs.

Hippocrate a longuement écrit sur la digestion et sur ses dérangements : il a même essayé d'expliquer pourquoi les aliments ne sont pas convenablement digérés, et il signale la *froideur* de l'estomac comme cause de ce trouble de *coction.*

Arétée, de Cappadoce, sous le titre : *Des affections de l'estomac*, nous a laissé un excellent traité des troubles fonctionnels de cet organe.

Plus tard Galien donna de longues descriptions sur les diverses intensités du mal et créa les mots *bradypepsie*, *apepsie*, *dyspepsie*.

Mais c'est à Vogel qu'il faut remonter pour trouver la vraie signification du mot dyspepsie. Vogel réunit sous cette appellation la plus grande partie des maladies relatives à l'acte digestif et pour lesquelles les auteurs, avant lui, avaient créé autant de noms différents.

Cullen, quelques années plus tard, alla encore plus loin, et, en dépit de toutes les formes symptomatiques de la maladie, il les réunit sous le titre de dyspepsie : « Le défaut d'appétit, dit Cullen, le dégoût, le vomissement qui survient quelquefois, les distensions subites et passagères de l'estomac, les rapports de différents genres, une chaleur brûlante vers le cœur, des douleurs dans la région de l'estomac, la constipation, sont des symptômes qui se rencontrent fréquemment chez la même personne et que l'on peut, en conséquence, présumer dépendre d'une seule et même cause prochaine. C'est pourquoi on peut les considérer, sous ces deux points de vue, comme une seule et même maladie à laquelle nous avons donné le nom de *dyspepsie*. »

Broussais conserva cette unité pathologique des altérations fonctionnelles de l'estomac, mais il remplaça le terme vague de dyspepsie qui ne correspondait à aucune détermination anatomique, par une affection définie, caractérisée par l'inflammation de la muqueuse stomacale et qu'il nomma *gastrite*.

Barras s'éleva violemment contre la *gastrite*, et comme on avait des cas nombreux de gastrite guérissant par les toniques et une bonne alimentation, il remplaça la *gastrite* de Broussais par la *gastralgie*. La dyspepsie était pour ainsi dire oubliée, quand Chomel vint lui rendre sa place dans le cadre nosologique. Après lui, Nonat, Guipon (de Laon), Beau et beaucoup d'autres ont développé en les complétant les idées de l'illustre professeur.

Beau, néanmoins, nous paraît être retombé en partie

dans la même exagération que Broussais. Il voit dans la dyspepsie la source de toutes les maladies ; et dans son livre posthume, publié par le Dr Hédouin, il fait le procès à Cullen et à Chomel. Il reproche au premier d'avoir laissé sous silence les symptômes généraux de la dyspepsie, et au second, de se taire sur les altérations du sang et les dégénérescences organiques qu'amène nécessairement, d'après lui, la dyspepsie. Néanmoins Beau a fait avancer la question, en insistant sur la corrélation qui se montre entre les troubles digestifs et certains phénomènes morbides constatés du côté de l'intelligence, de la sensibilité et du mouvement.

En 1868, Willième a publié un travail important dans lequel sont groupées toutes les idées sur les dyspepsies ; mais son livre, à notre avis, manque de méthode rigoureuse.

Tout récemment, le Dr Coutaret a donné une classification des dyspepsies basée sur la physiologie de la digestion. Il admet une dyspepsie salivaire ou amylacée, une dyspepsie gastrique ou sulfhydrique et une dyspepsie pancréatique ou hypochondriaque. Cette classification, qui certainement constitue un progrès, n'est malheureusement pas complète, comme le fait justement remarquer le Dr Constantin Paul, dans son excellent travail sur le *traitement des dyspepsies par les analeptiques*. « M. Coutaret, dit Constantin Paul, néglige complètement le foie, et il y a des dyspepsies hépatiques évidentes. » Nous verrons par la suite qu'il néglige encore bien d'autres points importants, et que sa classification ne peut pas embrasser toutes les sortes de dyspepsies. De plus, le Dr Coutaret nous semble s'être exagéré beaucoup la fréquence de la dyspepsie salivaire et la prédominance qu'il lui accorde.

Dans ce rapide aperçu historique, nous passons sous silence bien d'autres ouvrages importants publiés en France et à l'étranger, et nous croyons en avoir assez dit pour montrer les phases principales de la question.

§ 2. — *Idée générale des dyspepsies.*

Rien de plus difficile qu'une bonne difinition, et dans le sujet qui nous occupe, la difficulté est encore plus grande. Pour beaucoup d'auteurs, en effet, le mot dyspepsie ne s'adresse à aucune altération anatomique, mais simplement à un ensemble de troubles fonctionnels, se rapportant plus spécialement à l'acte digestif, que l'on pourrait mieux ranger sous le titre de : *état dyspeptique*, si l'usage n'avait consacré le mot dyspepsie.

Dans aucun auteur nous ne trouvons une difinition rigoureuse. Chomel, dont les connaissances dans cette matière ont fait école, ne nous a laissé qu'une définition vague.

Nonat déclare que l'on ne peut pas prétendre définir, en disant que la dyspepsie est une névrose ; « car, ajoute-t-il, on ne fait intervenir qu'un seul élément dans la pathogénie des troubles morbides qui caractérisent cette affection. »

Voici comment Guipon définit la dyspepsie : « La dyspepsie proprement dite est toute digestion difficile, douloureuse ou pervertie par suite, tantôt d'un trouble de l'innervation fonctionnelle, tantôt d'un vice sécrétoire des organes digestifs ou de ces diverses causes réunies. » Cette définition n'est évidemment pas complète, car Guipon laisse de côté, *pour le moins*, les causes tenant à l'alimentation.

Pour Beau, la dyspepsie réunit les trois affections morbides de la digestion traitées par les anciens : la bradypepsie (lenteur de digestion), la dypepsie (difficulté de digestion) et l'apepsie (privation de digestion).

« J'entends par dyspepsie, dit Durand-Fardel, l'amoindrissement de la faculté de digérer. Cet amoindrissement, auquel, soit l'état général de l'économie, soit chacun des termes qui concourent à l'acte complexe de la digestion, prend une part relative, ne se rattache à aucune altération organique de l'appareil digestif lui-même. »

Pour nous, voici comment nous croyons pouvoir résumer l'idée que nous nous faisons de la dyspepsie. Chaque fois que les aliments introduits dans le tube digestif d'un individu, produiront d'une manière habituelle et permanente, des phénomènes non en rapport avec l'acte physiologique de la digestion, nous dirons que cet individu est dyspeptique, à la condition que ce trouble fonctionnel, d'une part, soit l'état morbide le plus important et que, d'autre part, on ne pourra le rattacher à aucune altération anatomique *importante* du tube digestif ou de ses annexes.

Cette manière d'envisager la dyspepsie nous a paru la meilleure, parce qu'il nous a toujours semblé contraire à toute bonne définition de faire intervenir la question des causes et des symptômes.

CHAPITRE II.

§ 1. — *Classification des causes des dyspepsies.*

Avant d'aborder l'étude des nombreuses causes des dyspepsies, nous avons cru important d'en donner une classification, non que nous ayons la prétention d'imposer notre méthode; mais parce que nous risquerons moins ainsi de nous égarer dans un sujet aussi vaste.

Nous avons fait tous nos efforts pour faire rentrer dans quatre grandes classes toutes les causes traitées par les différents auteurs.

Sous le titre *innervation*, nous avons essayé de grouper une série nombreuse de causes que les auteurs ont décrites sous mille noms divers et avec beaucoup de confusion.

Sous le titre *absorption*, nous avons essayé de faire ressortir l'importance d'une pareille cause que nous n'avons trouvée traitée nulle part à notre point de vue.

Nous avions voulu d'abord donner un résumé physiologique de la digestion et de l'absorption; mais nous nous sommes aperçu bien vite que nous tomberions par la suite dans des redites inévitables et nous avons préféré traiter la question physiologique séparément à propos de chaque ordre de cause, en nous inspirant des savantes leçons de notre professeur de physiologie, M. J. Béclard.

Classification des causes des dyspepsies.

1° Causes tenant à l'alimentation :	1° Variété de l'alimentation 2° Choix. 3° Quantité. 4° Distribution.
2° Causes tenant à la digestion :	1° Mastication. 2° Actes chimiques de la digestion.
3° Causes tenant à l'absorption.	
4° Causes tenant à l'innervation.	

CHAPITRE III.

CAUSES TENANT A L'ALIMENTATION.

§ 1. — *Variété de l'alimentation.*

La physiologie nous apprend qu'une substance alimentaire peut bien à elle seule entretenir la vie, mais à la condition de renfermer à la fois des principes azotés et des principes non azotés ; cependant l'usage trop longtemps soutenu d'une même nourriture fatigue promptement l'estomac et entraîne un désordre dans les fonctions digestives. Ceci rappelle les paroles d'un auteur ancien : *quod sapit nutrit.* Le mot n'est pas absolument vrai ; néanmoins il faut tenir grand compte de l'appétence, puissant condiment, à la vérité, et qui double en quelque sorte les aptitudes digestives de l'estomac.

Tout le monde sait combien la variété de l'alimentation est nécessaire chez les convalescents ; et s'il est reconnu que les personnes aisées sont souvent plus promptes à se relever de longues convalescences, n'est-ce pas en grande partie parce qu'il leur est permis de varier leur nourriture de manière à exciter leur appétit ?

L'estomac se blase lorsque le désir et l'appétence font défaut et il tombe pour ainsi dire dans un état d'inertie.

La variété de l'alimentation peut encore s'entendre à un point de vue plus restreint, et se borner à la question de savoir si un régime exclusivement végétal ou animal est de nature à amener un état dyspeptique. Voici ce que dit Beau : « L'alimentation exclusivement végétale produit des dyspepsies qui aboutissent souvent à des hydropisies ou au diabète. L'alimentation exclusivement animale, surtout continuée avec les alcooliques, donne lieu à des dyspepsies qui ont souvent pour résultat la formation des urates et de l'acide urique et qui ont été appelées par beaucoup d'auteurs dyspepsies goutteuses. »

§ 2. — *Choix de l'alimentation.*

On s'est appliqué avec grand soin à dresser des tables de digestibilité des aliments en s'appuyant sur de nombreuses expériences de digestions artificielles. On a peut-être attaché trop d'importance à cette étude ; toutefois le médecin y trouvera de précieuses indications, à la condition qu'il n'oublie pas que chacun a son estomac à lui et qu'un aliment facile à digérer est celui que l'on digère bien.

Il y a toute une catégorie d'aliments qui se montrent réfractaires à l'action des sucs et des organes digestifs et qui, par leur usage trop habituel, finissent par devenir l'occasion de troubles digestifs permanents. Tels sont les viandes faisandées, fumées ou saumonées, le bœuf, le hachis de viande, les patisseries, les légumes secs et conservés, les fruits, les racines, etc., et aussi les aliments altérés de quelque nature qu'ils soient.

Ce n'est pas tout, il faut tenir un grand compte de la préparation culinaire.

« Les aliments bien préparés, convenablement accommodés, ont déjà subi un commencement de digestion, a dit Nonat. »

D'autre part les mets trop salés et trop épicés, en irritant trop fortement les organes digestifs, en déterminant une sécrétion surabondante des sucs digestifs, seront une cause prochaine de dyspepsie.

Ajoutons que la nature des boissons a également une grande influence. Citons entr'autres le café et le thé qui généralement finissent par être nuisibles à l'estomac. L'eau gazeuse, par un usage trop prolongé, donne lieu à des douleurs gastralgiques et à la dyspepsie.

§ 3. — *Quantité de l'alimentation*

« *Plures occidit gula quam gladius ; est enim fons omnium malorum* », a dit Cicéron. Jamais paroles ne furent plus vraies, et Chomel, après les auteurs de l'antiquité, a longuement insisté sur cette cause de dyspepsie.

Cette question serait de nature à soulever de grands problèmes d'hygiène et nous ne voulons pas entrer dans les longues recherches de Liebig, Dumas, Lecanu et Boussingault qui, calculant les pertes en eau, en azote et en carbone éprouvées journellement par l'économie, ont fixé les quantités des principes que l'alimentation doit lui restituer chaque jour. D'autre part Gasparin et Payen ont déterminé en chiffres ce qu'ils ont appelé la ration d'entretien et la ration de travail.

Le médecin doit avant tout s'en rapporter à l'expérience et à l'observation, et il verra alors que la quantité d'aliments doit se mesurer sur la sensation de bien être intérieur qui accompagne chaque repas.

La force digestive varie d'un individu à un autre et surtout d'une profession à une autre.

Les personnes sédentaires se contenteront d'aliments peu copieux. Les hommes adonnés aux travaux intellectuels ont besoin aussi de peu d'aliments, mais dont le pcuvoir nutritif soit considérable; enfin tous ceux qui se livrent aux travaux musculaires supportent, en général, une nourriture plus abondante et plus grossière.

Et notons bien que l'on peut devenir dyspeptique par défaut, comme par excès, dans la quantité de l'alimentation. L'insuffisance alimentaire donnera lieu à des douleurs gastriques et à des fluatuosités qui constitueront un état dyspeptique, de même que la surcharge de l'estomac apportant un retard à l'élaboration digestive, fatiguera cet organe et sera une cause de mauvaise digestion pour le repas suivant. Nous aurons alors tantôt une dyspepsie aiguë accidentelle, tantôt une dyspepsie habituelle.

§ 4. *Distribution de l'alimentation.*

Il est de la plus grande nécessité, au point de vue de la bonne régularité des fonctions digestives, de bien ordonner ses repas. Mais ici, l'âge, le sexe, le tempérament et les professions doivent avoir une large part pour régler cette distribution.

Chomel disait que nombre de dyspepsies, surtout chez les gens du monde, n'ont pas d'autre cause qu'une mauvaise distribution des repas; « lorsque, ajoutait-il, « vous rencontrerez des personnes qui vous disent « prendre avec plaisir tel repas de la journée et le digé- « rer sans difficulté, tandis que la digestion du suivant « est accompagnée de malaise et de souffrance, vous « pouvez affirmer presque sûrement que le premier de

« ces deux repas est d'ordinaire trop copieux pour la « distance qui le sépare du second. »

Tous les hygiénistes reconnaissent que dans notre pays et dans les grandes villes surtout, cette distribution des repas est ordinairement très-mauvaise. L'alimentation, en effet, y est réduite à deux repas presque également substantiels, trop rapprochés d'un côté et trop éloignés de l'autre.

CHAPITRE IV.

CAUSES TENANT A LA DIGESTION.

§ 1. *De la mastication.*

La mastication a pour but de diviser les aliments solides, afin qu'ils puissent être attaqués plus facilement par les liquides du tube digestif. Dans les digestions artificielles, on reconnait que le travail de dissolution marche plus vite lorsque les substances animales ou végétales ont été divisées en fragments très-petits.

D'autre part, la physiologie nous apprend que les actes chimiques de la digestion commencent dans la bouche pour les produits amylacés, et cette première phase de la digestion sera d'autant plus prompte à se faire que la division des aliments sera plus complète.

La régularité des fonctions digestives dépend plus qu'on ne le pense d'une mastication complète. Cette insuffisance de mastication peut dépendre ou bien d'une trop grande hâte dans les repas, ou bien d'une détérioration de l'appareil dentaire.

L'observation clinique est là pour montrer que les gens d'affaires doivent souvent leur état dyspeptique à cette précipitation des repas.

Combien de personnes dyspeptiques qui guérissent en faisant arracher des dents cariées, ou en faisant remplacer les dents absentes par des dents ou des dentiers artificiels.

§ 2. *Actes chimiques de la digestion.*

Nous entrons ici dans le domaine essentiel de la digestion. L'alimentation peut être le plus convenablement choisie, le mieux réglée, la mastication peut être très-bien faite, et néammoins, comme les aliments ont besoin avant tout d'être modifiés et transformés, il peut arriver qu'un des nombreux facteurs qui concourent à cette transformation fasse défaut ou soit troublé dans son action, et il y aura dès lors dyspepsie. Pour mieux faire ressortir l'importance d'un pareil ordre de causes, il est nécessaire de présenter un aperçu rapide de la partie chimique de la digestion.

L'aliment, une fois introduit dans la bouche, parcourt les diverses parties du canal digestif pour y subir l'action de liquides variés, appelés liquides digestifs, qui doivent le fluidifier et le transformer. Le premier liquide digestif avec lequel l'aliment se trouve en présence est le liquide salivaire.

Le suc salivaire ne doit pas être considéré comme le produit exclusif des trois glandes sublinguale, parotidienne et sous-maxillaire; car ces trois liquides, à propriétés bien différentes les unes des autres, sont constamment mélangés dans l'insalivation au produit de tout l'appareil glandulaire, disséminé dans la cavité buccale; telles sont les glandes des joues, des lèvres, de la voûte palatine, etc. En un mot la salive complète est mixte, et alors elle se présente sous l'aspect d'un liquide transparent ou légèrement opalin, visqueux, inodore et à réaction alcaline.

Sans parler des nombreux sels que renferme la salive, et entr'autres du sulfo-cyanure de potassium, qui s'est toujours montré constant, et dont on n'a pas encore pu concevoir le rôle, le principe qui mérite de nous arrêter un instant, est une substance organique, azotée, découverte par Leuchs et appelée *ptyaline* par Berzélius et *diastase animale* par Mialhe. Cette substance est une forme particulière d'albumine, analogue au principe de l'orge germée, découvert par Paul Payen et Persoz, et nommée par eux *diastase*; plus tard Dubrunfaut a donné le nom de *maltine* à la diastase de Payen et de Persoz.

La salive par sa *diastase animale* agit sur les aliments féculents et les transforme en dextrine d'abord, en glycose ensuite; et c'est encore Leuchs qui a le premier établi cette propriété de la salive. La salive n'agit pas immédiatement sur les féculents, excepté sur l'amidon cuit. Comme, d'autre part, les aliments ne séjournent que très-peu de temps dans la bouche, il faudra que l'action se continue dans l'estomac. C'est ce qui arrive. On a bien dit que cette action était neutralisée par l'acidité du suc gastrique, mais l'acide faible du suc gastrique n'empêche pas l'action saccharifiante de la salive : les expériences sont concluantes sur ce point; cette action est simplement ralentie.

Le rôle de la salive vis-à-vis des autres produits alimentaires est nul et se borne à une action dissolvante par l'eau qu'elle contient.

L'aliment arrive dans l'estomac et là va se mettre en contact avec un nouveau liquide digestif. A jeun, les parois stomacales sont simplement lubréfiées par du mucus, mais pendant l'acte digestif, le suc gastrique afflue, et ajoutons tout de suite que cette sécrétion spéciale a besoin d'un excitant particulier : c'est l'aliment, et surtout un aliment albuminoïde, c'est-à-dire un aliment qui, comme nous allons le voir, réclame essentiellement l'action du suc gastrique. Cette particularité si singulière de l'appareil sécréteur de l'estomac de ne donner du véritable suc gastrique qu'en présence de certaines substances alimentaires a été l'objet de nombreux travaux de Lucien Corvisart et de Schiff qui ont créé la théorie des peptogènes et de la peptogénie. Appliquant la théorie à la pratique, Schiff a traité les dyspepsies par des peptogènes (bouillon, solution de dextrine, etc.), pris une heure ou deux avant le repas, et il a publié des observations de guérison.

Revenons au suc gastrique. Ce suc renferme un ferment particulier, la pepsine, qui agit sur les matières albuminoïdes pour les transformer en albuminose ou peptone. Mais pour agir ainsi, le suc gastrique a besoin de la présence d'un acide sur la nature duquel on a beaucoup discuté et sur lequel on discute encore; mais qui pour la plupart des physiologistes paraît être l'acide lactique.

La pepsine agit ici à la manière d'un ferment, c'est-à-dire par action catalytique ; en effet, dans les digestions artificielles, on a toujours retrouvé la pepsine entière et sans combinaison avec les produits formés.

N'oublions pas que dans l'estomac se trouve à ce moment une grande quantité de salive; mais elle ne partage en rien avec le suc gastrique l'action sur les albuminoïdes. L'expérience a été faite et on a vu que la chair musculaire, mise en contact avec la salive, ne tardait pas à se putréfier ; tandis qu'avec le suc gastrique la viande se conserve en se transformant. La salive continue à agir sur les matières amylacées. Les matières grasses sont les seules qui restent encore non attaquées à ce point de la digestion. Le suc gastrique est sans action et sur les matières amylacées et sur les matières grasses; seuls les aliments albuminoïdes sont de son ressort.

Nous avons déjà dit que le résultat de la digestion stomacale était d'amener la formation de peptones. Ces peptones ne sont que des formes isomériques d'albumine, non coagulables par la chaleur et par les acides et plus absorbables. Mais pour en arriver à produire des peptones vraies, c'est-à-dire éminement assimilables et endosmotiques, il y a eu auparavant formation d'une série de peptones intermédiaires, assez bien définies. Bien plus, suivant les diverses matières albuminoïdes ingérées, il faut plus ou moins de temps pour leur transformation et on peut assigner environ quatre heures comme durée à la digestion stomacale. Ajoutons que les matières albuminoïdes et amylacées ne se trouvent pas transformées en entier, car les divers sucs digestifs de l'intestin grêle ont, comme nous allons le voir, leur part d'action dans la transformation de ces produits.

Nous arrivons à la digestion de l'intestin grêle. Le chyme se trouve ici en présence de trois liquides digestifs nouveaux qui ont une grande part dans l'acte chimique de la digestion, ce sont : le suc pancréatique, la bile et le suc intestinal.

Nons croyons utile de nous occuper d'abord de la bile à cause des opinions diverses que les physiologistes ont sur l'action de ce liquide, opinions qui ont pour base principale le moment où la bile est versée dans l'intestin. Pour certains, et c'est le plus grand nombre, la bile, accumulée au moment de la digestion dans la vésicule biliaire, s'écoule tout d'un coup dans l'intestin aussitôt que les aliments sont parvenus dans l'estomac.

Alors, tantôt on reconnaît à la bile une action réelle sur l'acte même de la digestion, action qui consiste à mettre les corps gras en suspension et à les émulsionner; tantôt on la considère simplement comme empêchant la fermentation putride du contenu intestinal.

Pour d'autres, la bile arrive dans le duodénum lorsque déjà le produit de la digestion stomacale se trouve loin vers l'iléon ou le gros intestin et en grande partie absorbé; dans ces cas, la bile ne concourt pas à la digestion elle-même; elle sert simplement à l'absorption surtout des corps gras, en rendant plus actif l'acte de renouvellement de l'épithélium intestinal.

Remarquons qu'un même fait expérimental indiscutable sert à l'appui de l'une et de l'autre théorie. On sait, en effet, que chez les animaux à fistule biliaire, la quantité de matières grasses absorbées dans l'intestin diminue de près de moitié. Les uns disent que c'est parce que les matières grasses ne sont plus suffisamment émulsionnées, le suc pancréatique ne pouvant pas à lui seul opérer cette émulsion. Pour d'autres, c'est l'absorption seule de ces matières grasses qui souffre, parce que le renouvellement de l'épithélium par la bile n'est plus assez actif.

Quoi qu'il en soit de ces opinions, il nous a paru utile d'en dire quelques mots, parce qu'il faut nécessairement admettre des dyspepsies hépatiques, et ces dyspepsies hépatiques devront recevoir telle ou telle interprétation, suivant que l'on envisage la bile comme servant à la digestion ou comme servant à l'absorption.

Pour nous, nous admettons encore, avec le plus grand nombre des physiologistes, que la bile sert à l'émulsion des corps gras.

Le suc pancréatique est le liquide le plus important de la digestion de l'intestion grêle. Claude Bernard, Sandras et Bouchardat, Corvisart sont ceux qui ont jeté le plus de lumière sur l'action de ce liquide.

Le suc pancréatique est incolore, filant, analogue pour la consistance à du sirop, à réaction alcaline et renfermant, comme partie essentielle, une susbtance analogue aux matières albuminoïdes, la *pancréatine*.

La sécrétion de ce suc ne devient abondante qu'au moment où le produit stomacal arrive dans l'intestin. Il agit sur les trois classes de produits alimentaires. Appelé salive abdominale, il partage avec la salive buccale le pouvoir de transformer les amylacés ; il concourt avec le suc gastrique à amener la peptonisation des matières albuminoïdes, et enfin comme propriété particulière, il sert à émulsionner les corps gras.

Nous voyons par cette triple action combien l'importance du suc pancréatique est grande, et on comprend que les anciens aient attaché autant d'importance aux hypochondres. La physiologie contemporaine vient leur donner raison.

Ajoutons que dans cette digestion intestinale se trouve encore le suc intestinal dont les propriétés n'ont pas été bien mises en lumière, à cause de la difficulté de se procurer ce suc à l'état physiologique : néammoins on lui reconnaît généralement, quoique à un moindre degré, les mêmes propriétés qu'au suc pancréatique.

En résumé, l'action de tous ces divers liquides digestifs amène la transformation des matières empruntées à l'extérieur et les rend aptes à passer dans l'économie, à être absorbées et portées dans le torrent circulatoire, pour renouveler nos organes et entretenir les fonctions.

Après ce rapide aperçu de la digestion, on comprend combien nombreuses doivent être les causes de dyspepsies qui se rattachent à cette partie de la question. Les liquides digestifs doivent être dans des conditions déterminées de quantité et de qualité pour agir physiologiquement sur les différents produits alimentaires, et si l'un des nombreux facteurs qui concourent à cet acte chimique vient à être troublé, il y aura nécessairement trouble de la digestion tout entière, mais avec telle ou telle forme prédominante. Car il faut bien remarquer, avec M. Constantin Paul, « que si chacun des sucs « digestifs exerce sur une série d'aliments une action « plus manifeste, il n'est pas inutile à la digestion des « autres espèces d'aliments. »

Pour être complet dans l'étude de ces causes, il faudrait pouvoir dire nettement que lorsque tel suc digestif vient à être troublé, soit en qualité, soit en quantité tel, on aura tels ou tels symptômes ; mais nous dirons ici encore avec M. Constantin Paul, que, « s'il est possible « aux physiologistes, d'une part, de prendre les aliments « et de les suivre à chacune de leurs étapes, les exami- « nant tels que les animaux les transforment, et d'autre « part, de chercher par l'expérimentation physiolo- « gique à reproduire artificiellement les mêmes diges- « tions, quand on fait de la pathologie, l'objet du pro- « blème fait défaut, l'aliment ou les aliments profondé- « ment cachés dans les voies digestives échappent à

« notre observation, et l'extrême difficulté d'appliquer « à cette fonction les méthodes d'exploration nouvelles « du diagnostic, nous explique pourquoi l'étude de la « gastrite après avoir été l'une des préoccupations « dominantes des médecins, il y a une quarantaine « d'années, est à peu près complètement abandonnée « aujourd'hui. »

Néanmoins, il faut reconnaître qu'il est possible, dans certains cas, de déterminer quel est le suc digestif le plus directement atteint. La classification physiologique des dyspepsies de Chambers, continuée par Contaret et basée sur la division des aliments en féculents, albuminoïdes et gras, a une grande valeur. Nous ne pouvons mieux faire que de suivre ici encore M. Constantin Paul qui a si bien analysé et résumé tout ce qui est actuellement acquis à la science dans cet ordre d'idées.

« Lorsqu'on opère, dit-il, la digestion artificielle des « féculents, on voit se dégager des gaz d'abord ino- « dores, composés d'oxygène et d'acide carbonique, « puis ces gaz prennent une odeur vineuse, lorsqu'ils » entraînent des vapeurs alcooliques, puis la fermenta- « tion continuant, il se produit moins de gaz, mais de « l'acide acétique et de l'acide lactique, enfin de l'acide « butyrique et de l'acide sulfhydrique.

« Si nous prenons cet aperçu physiologique comme « point de départ, nous remarquons que c'est surtout « la digestion des féculents qui donne lieu à des pro- « duits gazeux. Ces gaz sont l'oxygène, l'acide carbo- « nique, l'alcool, puis l'acide acétique, l'acide lactique, « l'acide butyrique et enfin l'acide sulfhydrique.

« Il faudra donc regarder comme un trouble de la « digestion des féculents, la présence des gaz, c'est-à-

« dire la flatulence et les éructations et même les gaz « inodores s'échappant par l'anus.

« C'est là une des formes de la dyspepsie, la dyspepsie « flatulente ; si la digestion des féculents n'amène pas « leur rapide absorption, la fermentation donnant lieu « aux acides acétique, lactique et butyrique, on peut « rapporter encore à la dyspepsie amylacée, l'acescence « de l'estomac causée par la présence des acides et la « sensation de pyrosis. Il faut donc rattacher à la « dyspepsie amylacée ou salivaire, la dyspepsie flatu- « lente et la dyspepsie acescente. »

Ajoutons que, généralement chez ceux qui font un grand abus de tabac, soit en le fumant, soit en le mâchant, et qui se plaignent d'une affection des voies digestives, on pourra dire qu'il y a prédominance de dyspepsie amylacée ; car il y alors hypersécrétion des glandes salivaires aboutissant à un épuisement de ces glandes ou tout au moins à une fatigue telle qu'au moment du repas, la salive ne contient plus assez de principe actif pour agir sur les féculents.

Plus loin, M. Constantin Paul ajoute : « Comment « peut-on assurer que le suc gastrique manque, et que « c'est à lui que sont dus les troubles morbides ? Il est « un procédé qui a été employé par un certain nombre « de médecins et qui consiste à faire vomir le malade « et à constater la présence dans les matières rendues « soit des peptones, soit de la pepsine. S'il n'y a pas de « pepsine, le malade est dit apeptique. Mais c'est là un « moyen presque impossible dans la pratique et on en « est le plus souvent réduit à l'empirisme ; on donne « la pepsine, et si la pepsine réussit on en conclut que « le malade avait bien la dyspepsie gastrique. »

Enfin, pour ce qui concerne les dyspepsies tenant aux liquides digestifs intestinaux, l'obscurité est encore plus grande et c'est ici surtout que l'on en est réduit aux tâtonnements.

Néanmoins la physiologie, en nous éclairant sur la partie si importante de l'action chimique de la digestion, nous montre de quel côté nous pouvons utilement instituer nos recherches thérapeutiques, et l'emploi des analeptiques (maltine, pepsine, pancréatine) pourra souvent donner de bons résultats ; mais qu'on ne s'étonne pas d'échouer parce qu'il n'est pas rare, dit M. Constantin Paul, « de voir cette dyspepsie élective « changer d'un jour à l'autre et le malade digérer à « certains jours des aliments qu'il ne peut plus digérer « le lendemain. D'autre part, ces différents actes de la « digestion peuvent s'entraver ou se suppléer réciproquement, et alors l'affection devient de plus en plus « complexe à mesure qu'elle devient plus ancienne. »

CHAPITRE V.

CAUSES TENANT A L'ABSORPTION.

Cet ordre de causes a été pour ainsi dire laissé de côté par tous les auteurs. Guipon signale bien l'absorption comme pouvant être cause de dyspepsies. « Quand « ce trouble (de l'absorption) a lieu, il est évident, dit-il, « que la nutrition s'altère, que la digestion est contra- « riée, que l'appel des matériaux nutritifs, c'est-à-dire « la faim, étant moindre, si le sujet continue à obéir à « ses habitudes, les organes digestifs se trouvent sur- « chargés inutilement et une affection dyspeptique est « en voie de formation. » Mais l'auteur n'entre dans aucune explication et dans aucun développement.

Beau, dans son traité posthume, après avoir resumé les nombreuses conditions nécessaires à une bonne digestion, ajoute : « Il faut que les aliments dissous et « transformés soient absorbés et pénètrent dans les « chylifères ou dans la veine porte pour y subir d'autres « modifications avant d'être soumis à l'action hémato- « sique du foie et du poumon. » Mais après avoir mentionné ce point, il ne revient plus sur l'absorption pour établir les cas dans lesquels cetle absorption faisant défaut, la dyspepsie naîtra.

Nous avons essayé dans les quelques lignes qui vont suivre, de faire comprendre l'importance d'une pareille cause.

La digestion, nous l'avons vu, prépare les aliments

et les amène par une série de métamorphoses à être un produit liquide, transformé et émulsionné, condition indispensable de l'absorption. Deux voies sont ouvertes aux matériaux de la digestion pour leur transport dans la circulation : les veines et les vaisseaux chylifères.

La physiologie nous apprend que, à cause de la tension permanente du sang dans les vaisseaux sanguins, les produits albuminoïdes transformés et les produits sucrés peuvent seuls pénétrer par les veines et ce passage est dominé par une force qui a des lois parfaitement établies : cette force est celle que Dutrochet a appelée *endosmose* et que Graham a nommée *osmose* : or, il résulte des conditions de l'osmose que :

1° Tout ce qui diminue la proportion des parties liquides du sang, doit favoriser l'absorption ; c'est ce que l'expérience a confirmé. En effet, si on injecte de l'eau dans les veines d'un chien et qu'on lui fasse une injection du même genre dans les plèvres, l'absorption est très-ralentie : au contraire, pratiquons une forte saignée à ce chien et injectons de l'eau dans les plèvres de l'animal et le liquide est rapidement résorbé.

2° Moins le sang renfermera de produits de même genre que ceux qui doivent être absorbés et plus l'absorption sera grande ; mais encore faut-il que la substance à absorber soit miscible au sang.

Les matières grasses sont des substances réfractaires à l'osmose. Elles ne peuvent pénétrer dans la circulation que par les chylifères qui n'offrent aucune résistance à ce passage, puisque les liquides qu'ils contiennent ne sont soumis à aucune tension. Ce passage a lieu sous l'influence des contractions intestinales, contractions qui, saisissant deux segments d'intestins, forcent par pression les liquides contenus dans une anse intestinale ainsi contractée à pénétrer les tuniques de l'intestin et à arriver dans l'intérieur des chylifères. Ajoutons que, avec les matières grasses arrivent dans les chylifères tous les autres produits nutritifs.

Après avoir rappelé ces considérations physiologiques de l'absorption, nous sommes en mesure d'essayer une explication sur ce que nous avons appelé dyspepsie par défaut ou insuffisance d'absorption.

Nous voyons, en effet, qu'il ne suffit pas que les aliments soient bien élaborés par l'acte de la digestion pour qu'ils soient fatalement et nécessairement absorbés. L'absorption a des conditions à elle propres ; ces conditions pouvant manquer, l'absorption ne se fera pas et il y aura un état dyspeptique de créé.

Nous sommes ici en face d'une objection. Si l'on s'en tient à la définition traditionnelle de la dyspepsie (*tarda dificilisque concoctio*), on ne peut accepter de causes de dyspepsies que celles qui troublent, retardent ou empêchent l'élaboration des aliments et, parconséquent, l'ordre de causes que nous signalons sort de la question, si les troubles de l'absorption ne portent pas atteinte à la digestion elle-même.

Et d'abord, nous pourrions répondre : Comment sait-on que les mêmes aliments ne sont pas bien digérés ? Par les symptômes extérieurs qu'offre le malade dyspeptique. Où est le critérium ? et pourquoi des aliments bien élaborés et non absorbés ne produisaient-ils pas en partie les mêmes désordres que des aliments non digérés et partant non absorbables. Mais ce n'est pas tout.

Si l'absorption qui doit commencer dans l'estomac

ne se fait pas au fur et à mesure que les aliments sont rendus absorbables, les liquides digestifs ne pourront pas agir sur la totalité de la masse alimentaire ; une grande partie se trouvera non attaquée et de là des désordres fonctionnels.

Et si l'on objecte qu'il suffira d'une plus grande quantité de sucs digestifs, nous répondrons qu'il y aura travail trop énergique des glandes à sucs et, par conséquent, cause prochaine de dyspepsie. Ajoutons encore que ces mêmes aliments, qui ont été d'abord bien élaborés, restant non absorbés et continuant à agir les uns sur les autres avec les liquides digestifs dont ils sont imprégnés, pourront subir certaines altérations qui les rendront non assimilables.

On le voit, la question n'est pas simple, et sans prétendre que ce soit là un ordre de causes fréquent, nous le croyons en rapport avec la physiologie.

Nous avons vu, en effet, que l'absorption exige deux choses : l'osmose et les contractions intestinales.

L'osmose peut être ralentie ou rendue nulle pour deux raisons principales : 1° parce que le sang sera trop chargé de parties liquides ; 2° parce que le sang contiendra trop de produits de même genre que ceux qui doivent être absorbés ou non miscibles aux produits de la digestion.

Or, quelles sont les maladies dans lesquelles le sang rentrera dans la première condition peu favorable à l'osmose ? Au premier rang, il faut certainement placer l'anémie et la chlorose surtout. Nous savons, d'après les analyses de Fœdish et Lecanu, dont les résultats ont été confirmés sous le rapport des globules et de l'eau, par Andral et Gavarret, Becquerel et Rodier, que les parties liquides du sang sont très-augmentées chez les chlorotiques. Sans entrer dans une discussion sur la distinction entre la chlorose et l'anémie, discussion qui sortirait du cadre de notre sujet, nous dirons que dans les anémies, les mêmes auteurs ont également trouvé la diminution des globules du sang et l'augmentation de l'eau.

Il résulte de là que les chlorotiques et les anémiques se trouvent dans de mauvaises conditions pour l'absorption des matériaux nutritifs. Et sans vouloir y insister. Ajoutons que Becquerel et Rodier ont noté dans la tuberculisation pulmonaire une augmentation de l'eau du sang avec diminution des globules et de l'albumine.

On ne peut pas venir objecter que si, chez ces personnes, l'osmose et, par conséquent, le passage des matériaux nutritifs par les veines est arrêté, il reste encore les chylifères. Car, bien que tous les produits de la digestion indistinctement passent par les chylifères, on doit nécessairement admettre que, puisque, à l'état physiologique, ces mêmes produits s'engagent et par les veines et par les chylifères, l'absorption sera troublée lorsqu'il y aura obstacle dans l'une des deux voies.

Et qu'il nous soit permis de rappeler ici ce que nous disions dans l'introduction. Notre savant maître, M. le professeur Gubler, nous disait que dans les chloroses à forme torpide il fallait, avant d'instituer le régime ferrugineux et reconstituant, stimuler, fouetter la circulation. Nous croyons trouver dans les considérations précédentes l'explication de ce mode en apparence contradictoire de médication. Ces chlorotiques, en effet, ont leurs vaisseaux remplis d'un sang trop chargé d'eau, comment voulez-vous qu'ils absorbent les médicaments que vous leur administrez? Activez la circulation, produisez une excitation générale, faites uriner vos malades, en un mot modifiez la composition du sang et bientôt vous les verrez prêts à supporter un régime tonique et revenir promptement à un bon état de santé.

Dans une question aussi complexe on se trouve forcément en face de continuelles objections. Dans les chloroses et les anémies, nous avons un sang dont l'élément essentiellement réparateur et producteur, le globule, se trouve considérablement diminué, comment ce sang pourra-t-il fournir aux différentes glandes à sucs digestifs les matériaux nécessaires à la formation de ces sucs? Et alors nous retombons dans les dyspepsies par insuffisance, absence ou trouble de liquides digestifs.

L'objection est vraie, mais il est évident que l'on ne peut se refuser à admettre des cas dans lesquels le premier terme altéré est l'absorption, avant que le sang n'arrive à un degré de pauvreté tel qu'il soit impropre à la digestion elle-même.

Nous ferons aussi observer que si une alimentation facile à digérer est seule supportée dans ces maladies, on peut invoquer non l'altération essentielle des sucs digestifs, mais seulement une modification dans leur composition due à l'état général.

Signalons, d'autre part, que cette diminution de globules doit amener une diminution de l'innervation, qui sera un obstacle à la digestion, c'est vrai; mais qui également entravera beaucoup l'absorption.

Si nous connaissions davantage l'étude du sang dans les diverses maladies chroniques, nous pourrions nous étendre encore longuement sur les dyspepsies tenant au trouble de l'absorption par la seconde condition de l'osmose.

Combien d'affections goutteuses, herpétiques, rhumatismales et autres qui ne se révèlent pendant longtemps que par des symptômes dyspeptiques. Dans ces diathèses, le sang est certainement vicié dans ses éléments et souvent la dyspepsie doit se relier à une gêne ou à un défaut de l'absorption. Ce qui le démontre, c'est l'élimination si abondante des produits de dénutrition qui accompagnent les crises favorables. Mais c'est là un travail que nous ne pouvons aborder en ce moment. Les analyses du sang d'un côté, de l'autre, l'étude des symptômes et du traitement de ces maladies, pourront peut-être nous éclairer et nous montrer à quel élément il faudra s'adresser pour combattre le mal.

CHAPITRE VI.

CAUSES TENANT A L'INNERVATION.

Ici nous entrons dans un ordre de causes des plus vastes.

L'innervation domine la vie entière et partant toute la pathogénie.

On pourra nous reprocher d'avoir laissé complètement de côté l'influence de l'innervation dans la digestion ; mais nous l'avons fait à dessein pour pouvoir grouper sous un même chapitre ce que nous croyons plus particulièrement être du ressort de l'innervation.

La sécrétion salivaire est le résultat d'un phénomène réflexe. Les filets du trijumeau qui parcourent la muqueuse buccale vont porter au bulbe l'impression produite par les aliments et du bulbe, les filets du facial et particulièrement la corde du tympan qui appartient plus spécialement à la glande sous-maxillaire, vont exciter la sécrétion des glandes salivaires.

D'autre part, nous savons que l'imagination exerce une grande influence sur la sécrétion au point que la vue et le souvenir des aliments peuvent amener une grande abondance de salive ; d'autres fois, au contraire, des émotions vives amènent une paralysie des nerfs excitateurs de la sécrétion jusqu'à une sécheresse extrême de la bouche.

On sait combien est grande l'intervention du pneumogastrique dans la sécrétion du suc gastrique puisque la section de ce nerf l'arrête, et, d'autre part, l'action de ce suc ne peut s'exercer sur les albuminoïdes sans l'intervention des mouvements de l'estomac qui mettent les aliments dans un mouvement continuel, indispensable pour que le suc gastrique arrive à imbiber et à pénétrer toute la masse alimentaire et à y exercer son action transformatrice.

Enfin inutile d'ajouter que l'innervation est tout aussi nécessaire et pour la sécrétion des liquides digestifs intestinaux (suc pancréatique, bile et suc intestinal), et pour les mouvements de l'intestin qui font parcourir à la masse alimentaire tout le canal de l'intestin par des mouvements péristaltiques.

On le voit, l'innervation domine la digestion tout entière. Ainsi, quand ce défaut d'irritabilité fonctionnelle nécessaire sera le terme dominant de la maladie, ne faudra-t-il pas s'étonner de voir la différence d'action d'un médicament donné sur tel et tel sujet dyspeptique, et bien souvent c'est par une voie détournée qu'il faudra chercher à guérir.

Nous avons déjà dit que l'absorption des matières par les chylifères nécessite l'action des contractions intestinales ou, en d'autres termes, de l'innervation, innervation qui favorise également beaucoup l'absorption par les veines.

Mentionnons maintenant une foule de causes qui se relient à l'innervation et que nous trouvons longuement décrites dans les auteurs sous des noms différents.

Et d'abord combien de dyspepsies qui ne se reconnaissent d'autres causes que des affections génito-urinaires, et c'est surtout chez la femme que nous les rencontrons.

Personne n'ignore l'influence énorme de l'utérus sur la production des dyspepsies. Nonat a dit : « Une expérience déjà longue me permet d'affirmer qu'il est fort rare et même exceptionnel que les affections utérines ou péri-utérines ne réveillent pas des troubles plus ou moins sérieux dans les fonctions digestives. » Après lui Guipon ajoute : « Le nombre des femmes qui n'ont jamais éprouvé de troubles digestifs plus ou moins sérieux est bien faible eu égard à celui des personnes du sexe qui, soit à l'époque de la puberté, de la ménopause, des règles, soit à l'occasion d'une dysménorrhée, d'une leucorrhée, des grossesses, présentent l'un ou l'autre genre de dyspepsie aiguë ou chronique. » Or, l'utérus n'agit évidemment que par action réflexe et par les nombreux liens sympathiques qui le relient à l'estomac et au canal digestif.

L'air vif et pur des montagnes excite l'appétit, augmente la puissance digestive, tandis que les endroits bas et humides produisent un effet tout opposé. De même l'exercice musculaire donne généralement beaucoup d'appétit, et l'absence ou l'insuffisance d'exercice musculaire fatigue l'estomac, et l'on sait combien de professions disposent singulièrement à l'état dyspeptique. Ajoutons néanmoins qu'une trop grande fatigue amène le même résultat. Toutes ces causes agissent de deux façons différentes, tantôt il y a manque ou épuisement d'excitabilité générale, tantôt cette même excitabilité se maintient dans des conditions physiologiques normales.

Beaucoup de dyspepsies sont produites chez les ouvriers par la respiration de vapeurs délétères ou toxiques. Ces vapeurs agissent toujours par la voie de l'innervation : en effet, dans toutes les descriptions qui nous sont données des symptômes qu'offrent ces malades, nous voyons toujours figurer l'anorexie, les nausées, les vomissements et, à côté, des troubles nerveux : tantôt des éblouissements et des vertiges, tantôt de l'analgésie, tantôt de l'hébétude ou de la perte de mémoire, etc., tous, symptômes qui évidemment se rapportent à un trouble de l'innervation.

Mais là où l'innervation se fait le plus sentir comme cause, c'est certainement dans l'état moral et intellectuel. Tout le monde sait combien les savants se laissent facilement absorber dans leurs études, au point de perdre complètement l'appétit. De même les impressions morales, vives et longtemps soutenues, comme la peur, l'amour, le chagrin, et surtout une de ses formes, la nostalgie, etc., amènent une grande perturbation dans les fonctions digestives.

Les passions et les tempéraments nerveux agissent sur l'estomac et les fonctions digestives comme les autres causes morales.

Il y a une forme de dyspepsie dans laquelle certaines personnes ne peuvent prendre, à leurs repas, la quantité normale de boissons supportée par les autres individus, sans éprouver un trouble de la digestion. Chomel est le premier qui ait signalé ce genre de dyspepsie auquel il a donné le nom de dyspepsie des liquides, en lui assignant comme signe caractéristique un bruit reconnaissable de clapotement que l'on peut percevoir sur soi et à distance.

Cette dyspepsie qui est une des plus rebelles à l'action des traitements, et pour laquelle M. Constantin Paul nous a dit avoir employé avec succès l'extrait de malt, paraît devoir rentrer comme cause dans la classe des dyspepsies par trouble d'innervation. Les vaisseaux de l'estomac chargés en grande partie de l'absorption des liquides sont dans un état d'atonie et par conséquent d'hyperémie qui les rend impropres à leur fonction. L'expérience, en effet, nous apprend que le meilleur moyen de débarrasser, momentanément au moins, ces dyspeptiques du poids et du malaise épigastrique qu'ils éprouvent en pareille occurrence, c'est de leur ordonner de faire usage de quelques excitants, comme liqueur, ou vin généreux, etc.

Peut-être nous reprochera-t-on de ne pas avoir rangé cette dyspepsie dans les troubles de l'absorption ; car, puisque nous sommes en présence de liquides qui ne s'absorbent pas, il semble naturel de penser qu'il y a défaut de conditions nécessaires à l'absorption. Dans certains cas, nous le reconnaissons, cette dyspepsie pourra se rattacher à cet ordre de causes déjà traité; mais, règle générale, elle est en dehors de toute altération du sang et elle dépend uniquement, comme nous l'avons déjà dit, d'un trouble de l'innervation.

Nous pourrions continuer la liste d'une foule de causes qui dépendent tantôt d'une habitude mauvaise, tantôt d'une profession malsaine, etc. etc., et qui pour la plupart n'agissent que par lésion d'innervation fonctionnelle; mais nous croyons en avoir assez dit pour montrer combien est large la part de l'innervation dans l'étiologie des dyspepsies et c'est surtout lorsqu'on aura échoué auprès d'un malade avec l'emploi de tous les médicaments s'adressant à la digestion, qu'il faudra songer à rechercher la cause de la dyspepsie dans cette voie pour instituer un traitement convenable.

SECONDE PARTIE

Analyse de l'eau de Mauhourat et traitement des dyspepsies.

—

CHAPITRE PREMIER.

ANALYSE.

La source de Mauhourat est située à Cauterets (Hautes-Pyrénées) à une distance d'environ 500 mètres de la source sulfureuse de la Raillère. Elle marque 50° centigr. au griffon ; son débit est considérable et elle alimente une buvette qui, malgré une installation des plus défectueuses, a toujours joui à Cauterets d'une grande réputation. Pour nous servir d'une expression vulgaire, nous dirons que l'eau de Mauhourat est *légère*. Tous les éminents praticiens qui se sont succédé dans cette station thermale, et nous nous contenterons de citer Bordeu, Buron, Dimbarre, la prescrivaient en boisson, soit seule au début, afin de produire une certaine tolérance des voies digestives pour les eaux sulfureuses, soit en même temps que celles-ci. Le terrain d'où elle jaillit est essentiellement granitique et fait partie de l'axe fondamental de la chaîne des Pyrénées, sur laquelle on rencontre des sources thermales sulfureuses si anciennement connues.

L'eau de Mauhourat a été analysée par MM. Filhol et Réveil dans les deux ouvrages suivants :

1° *Analyse sulfurométrique des sources thermales de Cauterets par O. Réveil.* (*Paris*, 1860.)

2° *Analyse chimique des sources sulfureuses thermales de Cauterets, par E. Filhol et O. Réveil* (*Paris*, 1861.)

Malgré l'autorité de ces deux *savants*, nous avons cru devoir faire une nouvelle analyse de cette source en collaboration avec notre frère M. le Dr H. Byasson. Nous avons pu constater bien des fois par l'usage que nous en avons fait, combien certaines propriétés physiques telles que l'odeur, la sapidité étaient distinctes de celles des sources voisines, telles que la source des Œufs et celle de la Raillère. La facilité avec laquelle elle est supportée, son pouvoir diurétique si puissant étaient en outre de nouvelles raisons de supposer que la composition chimique devait être également bien distincte. Nous verrons plus loin, en effet, que les résultats de notre analyse ne concordent pas avec ceux qui avaient été publiés déjà par les deux savants cités plus haut.

Sans nous étendre sur les longues et minutieuses opérations chimiques d'une analyse d'eau, nous croyons devoir indiquer succinctement la marche que nous avons suivie. Nous n'avons pu opérer que sur de l'eau transportée. Mais grâce à l'obligeance du directeur des eaux, M. Mécera, toutes les précautions usitées en pareil cas avaient été minutieusement suivies. Nous nous proposons de compléter sur les lieux les essais relatifs à la température, au dégagement spontané des gaz, à l'action de l'air, à la situation et à la nature chimique des roches et dépôts qui avoisinent le griffon.

Le poids spécifique de l'eau à 15°, déterminé par la

méthode du flacon est égal à 1,0006 : ce chiffre permet d'affirmer d'avance que l'eau est faiblement minéralisée.

L'évaporation brute de dix litres d'eau, plusieurs opérations semblables faites sur des capsules de platine, tarées avec 100 cc. d'eau mesurés à 15°, nous ont fourni un résidu dont le poids calculé pour un litre est égal à 0 gr. 213 de sels anhydres calcinés au rouge naissant.

Le degré hydrotimétrique atteint à peine 2°, preuve certaine de la faible proportion des bases alcalino-terreuses. L'eau de Mauhourat est légèrement alcaline au papier de tournesol : cette alcalinité équivaut pour un litre d'eau à 0 gr. 018 d'acide sulfurique supposé anhydre.

Les sels obtenus par l'évaporation conservent malgré la calcination une teinte grise, particulière. L'ensemble de l'analyse a porté sur 25 litres d'eau.

Essai sulfurométrique. — Nous avons, pour cette opération, suivi les indications précises de M. Filhol (*Recherches sur les eaux des Pyrénées*) et aussi les données nouvelles contenues dans un remarquable mémoire de M. Louis Martin intitulé : *Mémoire sur l'altération des eaux sulfureuses des Eaux-Bonnes au contact d'un air limité* (Annales de physique et de chimie, 1873).

M. Louis Martin, pour des raisons de sensibilité, a légèrement modifié le titre des dissolutions titrées d'iode employées. Nos essais ont porté chaque fois sur 500 c. c. d'eau mesurées à la température de 12°. Nous pensons qu'il est indispensable de joindre au degré sulfurométrique l'indication de la température à laquelle il a été évalué ; car le titre varie d'une quantité notable avec la chaleur. La liqueur titrée employée par nous était faite au moyen d'une dissolution aqueuse d'iode et d'iodure de potassium, de telle sorte que 1000 c. c. renfermaient à 12°,1 gr.,6 d'iode et 5 gr. d'iodure de potassium. Chaque dixième de centimètre cube ou degré de la burette correspond à 0 gr. 00016 d'iode, et à 0 gr. 00002 de soufre supposé à l'état de monosulfure ; comme deux équivalents d'hyposulfite de soude cristallisé ($NaO, S^2 O^2 + 5 HO$) absorbent exactement un équivalent d'iode, la vérification du titre est des plus faciles.

Chaque essai est fait :

1° Sur 500 c. c. d'eau.

2° Sur 500 c. c. d'eau débarrassée des silicates et carbonates alcalins par le chlorure de barium.

3° Sur 500 c. c. d'eau désulfurée par l'acétate de zinc et débarrassée par filtration des silicates et sulfures produits.

Avec ces trois données il est facile de déduire :

1° L'iode absorbé par les silicates et carbonates alcalins.

2° L'iode absorbé par les hyposulfites et sulfites et par suite la quantité de ces derniers sels.

3° L'iode absorbé par les sulfures proprement dits.

Voici les chiffres trouvés par nous :

Essai brut pour 1000 c. c. . .	77°	(1°=1/10 de c. c. de liqueur d'iode).
— Après action du chlorure de Barium.	37°	
— Après action de l'acétate de zinc	34°	

D'où l'on conclut :

Degrés pour silicates et carbonates alcalins. . .	40
— pour hyposulfites et sulfites.	34
— pour sulfure.	3

On calcule facilement d'après le titre de la liqueur et par suite d'après la quantité d'iode absorbé :

Hyposulfites et sulfites	(pour un litre)	0 gr.	00980
Sulfure alcalin	—	0	00015

Cette sulfuration si faible et la quantité trouvée d'hyposulfites alcalins, est-elle due à une altération de l'eau sous l'influence de l'air et du transport ? Ce sera une question à résoudre par des essais faits sur les lieux. Nous ferons remarquer que si on calcule le soufre de la quantité ci-dessus d'hyposulfite et si on transforme le soufre total en monosulfure, nous tombons sur le chiffre 0 gr. 012 très-voisin de 0 gr. 0135 trouvé par Filhol et Réveil.

La silice a été dosée en reprenant le résidu d'évaporation par l'acide chlorhydrique, évaporant de nouveau et calcinant, puis traitant par l'acide chlorhydrique bouillant et recueillant sur les filtres la silice insoluble.

Le liquide précédent, saturé par un léger excès d'ammoniaque et entretenu à une température voisine de l'ébullition, laisse déposer de l'alumine légèrement teintée de rouge par un peu de sesquioxyde de fer.

Le liquide d'où la silice et l'alumine ont été précipitées, additionné d'oxalate d'ammoniaque et acidifié par l'acide acétique, laisse précipiter la chaux à l'état d'oxalate de chaux.

L'essai, par le phosphate de soude, d'un peu du liquide dont la silice, l'alumine et la chaux ont été retirées ayant montré que l'eau ne renferme que des traces non dosables de magnésie, nous avons évaporé et chassé par calcination les sels ammoniacaux.

Le résidu était formé de sulfate de soude, de chlorure de sodium et de chlorure de lithium. Le sulfate a été transformé en chlorure au moyen du chlorure de barium en quantité déterminée par un essai préalable: après quoi, le mélange des chlorures alcalins a été pesé; une portion traitée par le chlorure de platine et l'alcool a à peine donné une trace d'un précipité de chloroplatinate de potasse. En additionnant la solution de chlorure de sodium et de lithium, réduite à un petit volume, d'un excès d'un mélange à parties égales d'alcool et d'éther, le chlorure de sodium est entièrement précipité, le chlorure de lithium se dissout; c'est le seul corps de ce genre qui jouit de cette solubilité. Par évaporation de la liqueur alcoolique éthérée, nous avons extrait une petite quantité de chlorure de lithium, jouissant de la propriété de communiquer à la flamme de l'alcool et à celle d'un brûleur une belle coloration rouge.

L'acide sulfurique a été dosé, sur une autre portion d'eau évaporée, à l'état de sulfate de barite. En oxydant une autre portion d'eau préalablement par du permanganate de potasse pour transformer les hyposulfites et les sulfures en sulfates, nous avons obtenu un chiffre plus fort: la différence permet de calculer le soufre dosé par le procédé sulfurométrique: nous ne sommes pas arrivés à un résultat identique, mais cependant assez rapproché pour l'admettre en vérification du chiffre admis ci-dessus.

Le chlore des chlorures a été dosé, sur une autre portion d'eau évaporée, à l'état de chlorure d'argent.

L'acide borique a été manifesté dans le résidu à l'état de traces par la coloration verte qu'il communique à la flamme de l'alcool et par la coloration rouge foncé produite sur le papier de curcuma, quand on met cet acide en liberté au moyen de l'acide chlorhydrique.

Le résidu d'évaporation donne lieu par les acides à une effervescence marquée due à la fois à un peu d'acide sulfureux et surtout à l'acide carbonique. Pour le prouver, on transforme le premier en acide sulfurique par un peu de permanganate de potasse, et on peut alors doser l'acide carbonique.

Quand on fait évaporer de l'eau bien filtrée, on reconnaît qu'il y a séparation de petits flocons que nous avons reconnus pour être une matière organique : le dosage ne peut être fait qu'approximativement puisqu'il est fondé sur la perte de poids qu'éprouvent les sels desséchés à 110° lorsqu'on les calcine ensuite au rouge sombre.

Les gaz ont été dosés en les chassant par l'ébullition d'un volume connu d'eau enfermé dans un ballon avec les précautions ordinaires.

En calculant, d'après les poids des précipités obtenus, les quantités des diverses substances que contient un litre d'eau de Mauhourat, on obtient les poids suivants, que nous avons groupés en sels, inscrits suivant l'ordre décroissant en quantité.

Le résultat des dosages effectués d'après les indications précédentes, calculés pour un litre d'eau, nous conduit aux chiffres suivants :

Poids total des substances salines calcinées au rouge sombre.....	0 gr. 21300
Silice	0 06433
Acide sulfurique..................	0 02678
— carbonique..................	0 00550
Chlore	0 01204
Soude.............................	0 07790
Alumine...........................	0 01150
Chaux.............................	0 00640
Lithine...........................	0 00055
Soufre total (à l'état d'hyposulfite et de sulfure	0 00510
Acide borique.....................	Traces.
Potasse	id.
Magnésie..........................	id.
Oxyde de fer......................	id.
Total....	0 gr. 21010
Perte....	00300

Les substances précédentes peuvent être groupées de la manière suivante :

Silicate de soude....	0 gr. 0935
Sulfate de soude.....	0 0314
Silicate d'alumine...	0 0260
Carbonate de soude..	0 0177
Sulfate de chaux.....	0 0155
Hyposulfite de soude.	0 0098
Chlorure de sodium.	0 0072
Chlorure d'aluminium	0 0054
Chlorure de lithium..	0 0038
Sulfure de sodium...	0 00015
Borate de soude.....	Traces.
Sels de potasse, de magnésie de fer :	Traces.
Total..	0 gr. 21045
Perte..	0 gr. 00300
Matières organiques dosées par calcination au rouge sombre	0 gr. 033

Gaz pour 1000 c. c.	Azote.........	6 c. c. 1
	Oxygène.......	3 3
	Acide carbonique	2 7

D'après l'inspection des sels précédents, l'eau de Mauhourat est surtout une eau silicatée et sulfatée sodique et la présence du chlorure de lithium mérite une mention spéciale, à cause de ses propriétés thérapeutiques.

La présence de ce sel en quantité dosable n'a rien de surprenant, car la lithine a été signalée dans un nombre considérable de roches granitiques, et nous savons que c'est d'un terrain de cette nature que l'eau de Mauhourat jaillit.

Cette eau est peu chlorurée, ce qui la distingue des principales sources sulfureuses des Pyrénées. Le sulfure est en quantité extrêmement faible et appréciable seulement à cause de la sensibilité du procédé sulfurométrique.

Froide, l'eau de Mauhourat conserve si peu l'odeur et la saveur des eaux sulfureuses, qu'il est difficile de les apprécier. En admettant que le soufre que nous avons trouvé à l'état d'hyposulfite, fût primitivement à l'état de sulfure, la sulfuration ne serait pas encore le caractère dominant de l'eau de Mauhourat que nous croyons devoir ranger dans les eaux alcalines silicatées et sulfatées sodiques, légèrement *excitantes* par leur sulfure, *diurétiques* par plusieurs des sels et en particulier par le chlorure de lithium, et *reconstituantes* par leurs sels à base de soude.

Nous faisons suivre notre analyse de celle donnée par MM. Filhol et Réveil; il sera aisé de relever les différences assez considérables sur lesquelles il est difficile de porter une appréciation quelconque; toutefois les résultats cliniques et l'action physiologique spéciale à l'eau de Mauhourat permettent, en dehors des erreurs que tout expérimentateur, et nous les premiers, pouvons commettre, d'avancer que notre analyse donne une explication plus scientifique de son action.

Analyse de Filhol et Réveil.

Sulfure de sodium.	0 gr. 0135
— de fer	0 0004
Chlorure de sodium.	0 0800
— de potassium	Traces.
Carbonate de soude.	Traces.
Sulfate de soude.	0 0075
Silicate de soude.	0 0625
Silicate de chaux.	0 0450
— de magnésie.	0 0007
Borate de soude, iodure de sodium : Fluorure de calcium, phosphate de chaux : Phosphate de magnésie :	Traces.
Total. . . .	0 gr. 2096
Matière organique	0 046

CHAPITRE II.

TRAITEMENT DES DYSPEPSIES.

D'après notre exposé des causes, nous voyons d'abord que bien souvent dans les dyspepsies qui se rattachent à nos deux classes de l'alimentation et de l'innervation, le grand air, l'exercice modéré du corps et de l'esprit, et l'hygiène de l'alimentation, devront être les seuls moyens à employer pour le traitement.

L'emploi des analeptiques, (maltine, pepsine et pancréatine), rendront de grands services dans la cure de beaucoup de cas de dyspepsie tenant à l'acte chimique même de la digestion. Ces principes digestifs viennent en aide à l'organe malade, le reposent et font que les aliments mieux digérés et se présentant dans des conditions favorables à l'absorption, vont peu à peu par leurs principes nutritifs refaire un organisme fatigué et lui permettre de suffire bientôt, à lui seul, à la fabrication des sucs digestifs et partant, à l'élaboration des produits alimentaires.

Mais on comprend sans peine que, même dans ce cas, il ne sera pas indifférent, pour aider la guérison et pour la hâter en l'affermissant, d'employer en même temps des substances essentiellement reconstituantes. Nous dirons plus; c'est que, comme d'une part, on ne peut pas toujours diagnostiquer d'avance et sûrement de quel ordre de suc digestif dépend l'état dyspeptique, et, comme d'autre part il y a quelquefois erreur dans la connaissance de la cause, tantôt, en effet, cet état dyspeptique est simplement du ressort de l'innervation, et tantôt c'est l'absorption qui est le terme atteint ; nous disons donc qu'on perd du temps par le tâtonnement. Ne vaut-il pas mieux s'adresser tout de suite, dans ces cas, à une eau minérale qui n'a pas certainement la vertu cachée de guérir toute espèce de dyspepsies, mais qui néanmoins, comme nous allons le voir par l'action des principes qu'elle contient, peut combattre avec fruit plusieurs des facteurs qui concourent à créer une dyspepsie.

Nous avons démontré à l'article : *absorption*, comment on peut expliquer les troubles dyspeptiques que l'on rencontre souvent chez les chlorotiques et les anémiques d'une part, et chez les personnes à diathèses gravelleuses, goutteuses, herpétiques, etc., d'autre part. Or, il ressort de cet exposé que le traitement dans ces cas devra s'adresser à l'état général de l'organisme ou mieux au sang. Le sang est vicié ; tantôt il renferme trop de principes aqueux et le globule fait défaut, tantôt il renferme trop de produits excrémentitiels ou autres.

Dans les deux cas c'est le sang qui, empêchant ou diminuant l'absorption des produits élaborés par la digestion, donne lieu à des troubles dans les organes digestifs. C'est donc le sang qu'il faut remettre dans les conditions physiologiques ; et pour arriver là que faut-il ? Employer les diurétiques et les reconstituants.

M. le professeur Gubler a formulé la loi suivante : « Règle générale, les substances médicamenteuses sont « d'autant mieux acceptées par l'économie qu'elles sont « plus analogues aux principes chimiques répandus dans « notre organisme..... Toutes les fois que les substances

« médicamenteuses n'ont pas leurs semblables au sein de « l'organisme, il semble qu'elles ne soient pas susceptibles d'assimilation et que, par conséquent, elles doi« vent être rejetées au dehors.» Et il ajoute :

« Veut-on modifier lentement l'organisme, veut-on « faire la médication *altérante?* Il faut que le médica« ment séjourne longtemps dans l'intimité de l'orga« nisme : une substance semblable ou au moins ana« logue aux composants de l'économie sera nécessaire; « les sels de soude seront préférables aux sels de potasse. « Veut-on au contraire, par une rencontre rapide, tou« cher une fois l'organisme, ou ne demande-t-on au « médicament que d'influencer topiquement tel ou tel « émonctoire à sa sortie par ses canaux? Un médica« ment qui, rapidement éliminé, n'a pas besoin d'être « admis par l'organisme, puisqu'on ne lui demande « qu'une action de sortie, remplira cette mission : on « prendra une substance hétérogène : le nitrate de po« tasse sera plus diurétique que le nitrate de soude.»

Cette loi de M. le professeur Gubler, confirmée chaque jour par l'étude expérimentale de l'action physiologique des médicaments nous montre que l'eau de Mauhourat pour agir comme diurétique et reconstituante devra renfermer à la fois et des principes similaires et des substances hétérogènes à celles qui constituent l'organisme et c'est ce que l'analyse nous montre.

L'eau de Mauhourat a comme principes essentiellement minéralisateurs : le silicate de soude, le sulfate de soude, le silicate d'alumine, le carbonate de soude, le sulfate de chaux, les chlorures de sodium, d'aluminium, et de lithium, du soufre à l'état de hyposulfite et de sulfure, et enfin des traces sensibles de borate de soude.

Or, en jetant un coup d'œil sur les analyses du sang à l'état physiologique, nous voyons que parmi les principes ci-dessus mentionnés deux se trouvent étrangers au sang : la lithine et l'acide borique ; la silice et l'alumine s'y trouvent à l'état de traces.

Dans les substances fondamentales constituantes du sérum sanguin, nous avons les sels de soude, le chlorure de sodium et le soufre.

Voici ce que nous apprend l'étude de l'action physiologique des substances contenues dans l'eau de Mauhourat.

La silicates alcalins ont été employés avec succès contre certaines manifestations de la diathèse urique et l'expérimentation a montré qu'ils jouissent, par rapport à l'acide urique, de propriétés dissolvantes considérables. De plus, devant être promptement éliminés puisqu'ils sont hétérogènes à l'organisme, on peut les regarder comme diurétiques.

L'étude physiologique de la lithine n'est pas encore complète ; néanmoins tout le monde est d'accord aujourd'hui pour lui reconnaître comme propriétés principales : 1° une action élective sur le rein et un pouvoir diurétique très-marqué ; 2° une action dissolvante sur les dépôts uriques.

L'alumine n'est presque pas usitée dans notre pays ; néanmoins on lui reconnaît comme propriétés d'être un anti-cathartique et un anti-acide très-utilisable.

L'acide borique qui existe à l'état de traces sensibles dans l'eau de Mauhourat, s'y trouve comme borate de soude.

« Le borate de soude, dit M. Gubler, traverse les « reins, stimule la sécrétion urinaire et favorise la dis- « solution de l'acide urique. C'est donc un diurétique et « un lithonthriptique. En raison de l'hétérogénéité de « son acide, eu égard à la composition normale de nos « humeurs, il est plus stimulant que le bicarbonate de « soude pour les glandes rénales ; aussi l'a-t-on con- « seillé comme diurétique et litholytique. »

« Le chlorure de sodium, dit encore M. Gubler, doué « d'une saveur piquante, spéciale et très-agréable, pro- « voque la salivation et stimule les fonctions de l'esto- « mac. Puis, en qualité de substance éminemment « dialysable, il s'absorbe aisément et va dans le sang « augmenter la masse du plus important des sels neu- « tres du sérum et favoriser, comme ses congénères, le « conflit de l'oxygène avec les globules rouges. »

« Le soufre, toujours d'après M. Gubler, semble pou- « voir modifier profondément la nutrition, l'état anato- « mique des tissus et, conséquemment, leur mode de « fonctionnement. On peut attribuer cette action alté- « rante à l'intégration d'un plus grand nombre de molé- « cules de métalloïde dans le plasma organique. »

La soude et la chaux, à l'état de carbonates et de sulfates pris dans une grande quantité de véhicule et à faibles doses, excitent la sécrétion stomacale, activent les contractions de l'estomac et augmentent l'appétit ; mais à doses élevées, elles suspendent la sécrétion gastrique. Ajoutons que le chlorure de potassium partage avec le chlorure de sodium le pouvoir de stimuler la digestion, d'activer les sécrétions, de favoriser les échanges intra-organiques et d'exercer une action tonique générale.

Il est encore un autre élément qui, certainement, a une grande valeur en thérapeutique, c'est la chaleur. La grande majorité des eaux minérales eupeptiques sont des eaux chaudes. La température élevée de l'eau de Mauhourat qui n'a pas moins de 50 degrés à la source, doit certainement amener une excitation locale et générale et de plus, favoriser la diurèse. Il y a plus, cette température élevée fait que l'eau de Mauhourat est une eau très-légère et plus facilement supportée par l'estomac.

Après cet aperçu rapide de l'action physiologique des substances contenues dans l'eau de Mauhourat, nous sommes en mesure de nous expliquer comment elle agit dans les dyspepsies liées à l'état chlorotique ou anémique d'une part, et d'autre part à une diathèse, soit goutteuse, soit gravelleuse, etc.

En effet, par sa haute thermalité, par ses silicates alcalins, par son borate de soude, par son chlorure de lithium et par son silicate d'alumine, l'eau de Mauhourat est essentiellement diurétique. Elle servira ainsi à dégorger les vaisseaux et à produire l'élimination des produits excrémentitiels accumulés dans le sang. D'un autre côté, par son chlorure de sodium, par son sulfure de sodium et par ses autres sels à base de soude et de chaux, elle agira comme *reconstituant* de premier ordre, et pourra ainsi modifier la crase sanguine, en favorisant le renouvellement des globules chez les chlorotiques et chez les anémiques et l'oxydation des principes excrémentitiels pour leur plus facile élimination.

Ce n'est pas tout. Voici ce que nous trouvons dans le *Dictionnaire général des eaux minérales et d'hydrologie*, par MM. Durand-Fardel, Lefort, Le Bert et François :

« Un des sujets de considération les plus importants « pour le choix d'une eau minérale dans la dyspepsie, « est le degré de sensibilité névropathique ou de l'ap- « pareil digestif lui-même ou de l'ensemble de l'éco- « nomie. Nous ne parlons pas ici de la gastralgie « proprement dite ; mais de la complication de la gas- « tralgie avec la dyspepsie et simplement de l'excitabilité « nerveuse particulière qui peut se rencontrer chez les « dyspeptiques comme dans toutes les maladies chro- « niques ; mais qui revêt chez eux une importance toute « particulière. Les eaux minérales franchement bicarbo- natées sodiques et fortement minéralisées ne sont pas gé- « néralement applicables alors ; Saint-Alban, Pougues « se trouvent indiquées de préférence. » Depuis, on a reconnu que les eaux chlorurées sodiques comme les eaux de Plombières, sont applicables dans les mêmes cas. Or, si nous comparons les analyses de l'eau de Plombières à celles que nous donnons de l'eau de Mauhourat, nous voyons que cette dernière mérite autant de faveur dans ces sortes de dyspepsies.

Ajoutons que quelquefois il sera nécessaire de produire un éréthisme fébrile intense et d'arriver à ce que l'on est dans l'habitude d'appeler la *fièvre thermale.* Ce sont surtout les eaux sulfureuses fortes que l'on emploie pour arriver à ce résultat. Cauterets par l'abondance de ses sources nous offre tout ce qu'il faut pour préparer le traitement dans ces cas. Citons entre autres les eaux : source de *César* et source la *Raillère.*

Terminons ces quelques considérations en rapportant ce que disait Chomel à propos de l'emploi des eaux minérales dans le traitement des dyspepsies. « La néces- « sité de se lever de bonne heure, de faire des prome-

« nades régulières, à pied, en voiture ; de chercher hors
« de son gîte d'emprunt, des distractions qu'il n'y
« trouve pas ; de porter ses pensées sur cette foule qui
« va, qui vient, qui s'agite, et avec laquelle il faut aussi
« aller et venir, faire des excursions dans les lieux plus
« ou moins éloignés, vers les plus beaux sites des envi-
« rons, tout cela constitue un ensemble de conditions
« nouvelles, dont la puissance est grande chez les dys-
« peptiques, comme chez les hypocondriaques, et qui
« entre pour une bonne part dans les bons effets qu'ils
« retirent des eaux minérales. »

CONCLUSIONS.

En jetant un coup d'œil sur l'ensemble de ce travail, nous croyons pouvoir formuler les conclusions suivantes :

1 On peut ranger sous ces quatre chefs principaux, savoir : alimentation, digestion, absorption, innervation, les différentes causes de dyspepsies.

2° Les dyspepsies par trouble de l'absorption, que nous avons surtout envisagées, peuvent être rattachées à une altération en quantité des substances du sang et comme conséquence principale, au défaut d'élimination de certaines d'entre elles et en particulier de l'acide urique.

3° Il ressort de l'analyse, que l'eau de Mauhourat doit être rangée dans les eaux *silicatées sulfatées sodiques* et non dans les eaux sulfureuses.

4° La présence de la lithine a une grande part dans ses effets thérapeutiques.

5° L'eau de Mauhourat, surtout par la nature des sels qu'elle renferme et aussi en raison de sa température, doit être rangée parmi les eaux à la fois reconstituantes et diurétiques.

6° Cette double propriété donne l'explication scientifique de ses bons effets, empiriquement constatés depuis longtemps, dans le traitement des dyspepsies qui se rattachent à un état chlorotique, goutteux, gravelleux, rhumatismal ou herpétique.

7° Dans beaucoup de cas, son action pourra être combinée avec celle des sources sulfureuses voisines, et en particulier avec celle de la Raillère.

INDEX BIBLIOGRAPHIQUE.

Hippocrate. — Œuvres diverses; édition Littré. Paris, 1844.

Celse. — Traité de la médecine en huit livres ; édition Fouquier et Ratier. Paris, 1824.

Arétée (de Capadoce). — De stomachi affectibus. Œuvres. Parisiis, 1554, cap. VI.

Galien. — Œuvres diverses. Lugduni, apud Guliel mum Rouilium, 1546-1563.

Rivinus. — De dyspepsia. Diss. in-4o. Lipsiæ, 1679.

Vesti (Just). — De dyspepsia. Diss. in-4° Erfodiæ, 1689.

Sauvages (de). — Nosologia methodica. Amstelodami, 1868.

Tissot. — Des sympathies du bas-ventre. Paris, 1770.

— De la santé des gens de lettres. Lausanne, 1772.

Vogel (R.-A.). — Apparatus ad nosologiam methodicam. Amste lodami, 1775.

Daubenton (L.-J.-M.) — Mémoire sur les indigestions, qui commencent à être plus fréquentes pour la plupart des hommes à l'âge de 40 ou 45 ans, in-8°. Paris, 1785.

Cullen. — Éléments de médecine pratique. Trad. de Bosquillon sur la 4e édition. Paris, 1787.

Lebrun (J.-C.) — Recherches sur la dyspepsie idiopathique ou digestion laborieuse. Diss. inaug; in-4°. Paris, 4 nivôse an XII.

Pinel (Ph.). — Nosographie philosophique. Paris, 1807.

Bouchet Cl.-Ant.) — Recherches sur les dyspepsies et des indigestions Diss. inaug, Paris, 1808.

Fournier et Kergaradec. — Article Dyspepsie du Dictionnaire des sciences médicales. Paris, 1814.

Broussais (F.-J.-V.). — Propositions de médecine. Paris, 1816.

Barras. — Traité sur les gastralgies et les entéralgies. Paris, 1829.

Jolly (P.). — Art. Dyspepsie, in Dictionnaire de médecine et de chirurgie pratiques, 1831.

Chevillot. — Recherches sur les gaz de l'estomac et des intestins de l'homme à l'état de maladie, Thèse de Paris, 1833.

Dalmas. — Art. Dyspepsie, in Dictionnaire de médecine en 30 volumes, 1836.

Andral et Gavarret. — Analyses du sang, Annales de chimie et de physique, tome LXV, 1840.

Becquerel et Rodier. — Recherches sur la composition du sang à l'état de santé et de maladie, 1844.

Bouchardat (A.). — De l'alimentation insuffisante. Thèse du concours d'hygiène, 1852.

Corvisart (L.). — Dyspepsie et consomption. Paris, 1854.

Durand-Fardel. — De la dyspepsie (Société médicale de Lyon et Gazette médicale de Lyon, 1854, 1er semestre). Traité pratique des maladies chroniques, 1868.

— Traité des Eaux minérales.

Lamiable. — De la dyspepsie. Thèse de Paris, 1855.

Camus (E.). — Rapport des maladies de la peau avec les affections internes, Thèse de Paris, 1856.

Chomel. — Des dyspepsies. Paris, 1857.

Trousseau. — Dyspepsies liées à des affections chroniques du thorax et de l'abdomen. (Bull. de thérapeutique, 1857). Clinique médicale de l'Hôtel-Dieu de Paris; 3e édition, 1868, t. III.

Blondeau. — Du vertige stomacal (Arch. général de médecine, septembre 1858)

Briand du Rocher. — De la dyspepsie. Thèse de Paris, 1856.

Beau. — Traité de la dyspepsie, Paris, 1866.

Gigot-Suard. — Études médicales et scientifiques sur les eaux minérales de Cauterets. Paris, 1863.

— Précis descriptif sur les eaux minérales de Cauterêts, 1868.

Dechambre. — Dictionnaire encyclopédique des sciences médicales, article Absorption, par J. Béclard, tome I, 1864. Article Alimentation par Fonssagrives, tome III, 1865.

Longet. — Traité de physiologie, 3e édition.

Béclard (J.). — Traité de physiologie humaine, 6e édition.

Mourache. — Essai sur l'anémie globulaire, et rapports avec la dyspepsie. Thèse de Strasbourg, 1859.

Bourguignon. — De la dyspepsie et de son traitement (Bull. de thérap., 1860).

Vauthrin. — De l'influence des exercices physiques sur les fonctions digestives. Thèse de Paris, 1860.

Reveil (O.). — Analyse sulfurométrique des sources thermales de Cauterets. Paris, 1860.

Blengio. — Considérations sur les causes et le traitement de la dyspepsie. Thèse de Paris, 1862.

Filhol et Reveil. — Analyse chimique des sources sulfureuses thermales de Cauterets, 1861.

Graves. (R.-I.) — Leçons de clinique médicale. Traduction de Jaccoud. Paris, 1860.

Guipon. — Traité de la dyspepsie fondé sur l'étude physiologique et clinique. Paris, 1864.

Mialhe. — Note sur la dyspepsie par défaut de mastication suffisante du bol alimentaire (Annales de la Société d'hydrologie médicale de Paris, 1865-1866).

Willème. — Des dyspepsies dites essentielles. Paris, 1868.

Trousseau et Pidoux. — Traité de thérapeutique revu par Constantin Paul.

Gubler. — Commentaires thérapeutiques, 1868. Leçons orales à la Faculté de médecine de Paris, cours de l'année 1872.

Journal de thérapeutique publié par M. A. Gubler (numéros de février et mars).

Defresne (Th.). — Mémoire sur la pancréatine, 1872.

Küss (E.). — Cours de physiologie, année 1872.

Byasson (H.) — Matières amylacées et sucrées, leur rôle dans l'économie. Thèse de concours d'agrégation, 1872.

Duhourcau. — Étude sur les eaux de Cauterets. Thèse de Paris, 1873.

Constantin Paul. — Traitement des dyspepsies par les analeptiques (Répertoire de Pharmacie, année 1873).

Louis Martin. — Mémoire sur l'altération des eaux sulfureuses de Eaux-Bonnes, au contact d'un air limité (Annales de chimie et de physique, 1873).

Paris. A. Parent, imprimeur de la Faculté de Médecine, rue M-le-Prince, 31.

www.ingramcontent.com/pod-product-compliance
Ingram Content Group UK Ltd.
Pitfield, Milton Keynes, MK11 3LW, UK
UKHW031948260826
14628UKWH00004B/1932